RECETAS DE LA TRADICION MEDITERRANEA

2021

RECETAS PARA SORPRENDER A TU FAMILIA Y AMIGOS

CARMEN ROCCA

TABLA DE CONTENIDO

PATATAS SOUFFLÉ

INGREDIENTES

1 kg de patatas de igual tamaño

2 l de aceite de oliva

Sal

ELABORACIÓN

Pelar y cuadrar las patatas hasta obtener una forma rectangular. Cortar las patatas con una mandolina manteniendo un grosor aproximado de 4 mm. Colocarlas sobre papel de cocina (no meter en agua) y secar a conciencia.

Calentar el aceite en una cazuela a una temperatura de unos 150 ºC (que empiece a burbujear de manera constante). Incorporar las patatas en varias tandas y remover con cuidado la cazuela con movimientos circulares. Pochar durante 12 min o hasta que empiecen a subir a la superficie. Retirar y reservar sobre papel absorbente.

Subir el fuego al máximo hasta que empiece ligeramente a humear y echar de nuevo las patatas en tandas, revolviendo con una espumadera. En este momento se hincharán. Salar y servir.

TRUCO

Se pueden hacer el día anterior; solo es necesario reservarlas en el frigorífico colocadas sobre papel de cocina. Cuando se vayan a comer, dar la última fritura en aceite muy caliente para que se hinchen y queden crujientes. Salar al final. Es muy importante que las patatas sean de una variedad de secano como, por ejemplo, la agria. Funciona perfectamente.

TORTILLA DE PATATAS

INGREDIENTES

7 huevos grandes

800 g de patatas para freír

Aceite de oliva virgen

Sal

ELABORACIÓN

Pelar las patatas. Cortarlas a lo largo en cuartos y estos a su vez en rodajas finas. Calentar aceite a temperatura media. Echar las patatas y freír hasta que estén blandas y ligeramente doradas.

Batir los huevos y salar. Escurrir bien las patatas y añadírselas a los huevos batidos. Rectificar de sal.

Calentar muy bien una sartén, incorporar 3 cucharadas del aceite de freír las patatas y echar la mezcla de huevos y patatas. Remover 15 s a fuego fuerte y dar la vuelta con un plato. Volver a calentar la sartén y añadir 2 cucharadas de aceite de freír las patatas. Incorporar la tortilla y dorar a fuego fuerte 15 s. Retirar y servir.

TRUCO

Para que la tortilla no se pegue, calentar bien la sartén antes de echar el aceite. Si se prefiere bien cuajada, una vez dada la vuelta y dorada ligeramente, bajar el fuego y seguir cocinando hasta que esté a nuestro gusto.

PATATAS DUQUESA

INGREDIENTES

500 g de patatas

60 g de mantequilla

3 huevos

Nuez moscada

2 cucharadas de aceite de oliva

Sal y pimienta

ELABORACIÓN

Pelar, partir las patatas en cuartos y cocerlas durante 30 min en agua con sal. Escurrir y pasar por el pasapurés.

Añadir en caliente sal, pimienta, nuez moscada, la mantequilla y 2 yemas de huevo. Mezclar bien.

Con 2 cucharas aceitadas, hacer montoncitos de patata sobre una placa cubierta con papel sulfurizado. Pintar con el otro huevo batido y hornear a 180 ºC hasta que se doren.

TRUCO

Lo ideal es meter el puré en una manga pastelera con boquilla rizada.

ARROZ A LA CUBANA

INGREDIENTES

Arroz pilaf (ver apartado Arroces y Pastas)

4 huevos

4 plátanos

Salsa de tomate (ver apartado Caldos y Salsas)

Harina

Aceite de oliva

ELABORACIÓN

Elaborar un arroz pilaf y salsa de tomate.

Freír los huevos en abundante aceite caliente, dejando la yema poco cuajada.

Enharinar los plátanos y freírlos hasta que estén ligeramente dorados.

Emplatar el arroz, salsear con la salsa de tomate y acompañar con el huevo frito y el plátano.

TRUCO

Es posible que llame la atención el plátano frito, pero probarlo forma parte de la receta original.

ARROZ CALDOSO CON ALMEJAS, MEJILLONES Y GAMBAS

INGREDIENTES

800 g de arroz

250 g de almejas

250 g de mejillones limpios con su concha

100 g de gambas peladas

2 l de fumet de pescado

1 cucharada de pulpa de pimiento choricero

2 dientes de ajo

1 cebolla

1 tomate rallado

Aceite de oliva

Sal

ELABORACIÓN

Purgar las almejas en un bol con agua fría y 4 cucharadas soperas de sal.

Cortar en trocitos la cebolla y los dientes de ajo, y rehogarlos a fuego lento 15 min.

Incorporar el tomate rallado y el pimiento choricero, y seguir sofriendo hasta que el tomate pierda el agua.

Agregar y rehogar el arroz durante 3 min. Bañar con el fumet a punto de sal y cocer a fuego medio unos 18 min o hasta que el arroz esté en su punto.

Añadir las almejas, los mejillones y las gambas en los últimos 3 min.

TRUCO

Purgar significa sumergir en agua fría con sal; así las almejas u otros bivalvos expulsarán toda la arena y suciedad que tuvieran.

ARROZ A LA CANTONESA CON POLLO

INGREDIENTES

200 g de arroz largo

50 g de guisantes cocidos

150 ml de salsa de tomate

½ dl de salsa de soja

2 pechugas de pollo

2 rodajas de piña en almíbar

1 pimiento verde grande

1 cebolleta grande

Aceite de oliva

Sal y pimienta

ELABORACIÓN

Cocer el arroz en abundante agua hirviendo con sal durante 14 min. Escurrir y refrescar.

Cortar en trocitos pequeños el pimiento, la cebolleta y rehogar a fuego lento durante 10 min. Subir el fuego e incorporar el pollo salpimentado y cortado en tiras.

Dorar ligeramente y añadir el arroz, la soja, los guisantes y la piña. Dejar que reduzca a fuego lento hasta que quede seco.

Echar el tomate, subir el fuego y saltear hasta que el arroz esté en su punto.

TRUCO

El arroz debe quedar frito en los últimos 2 min cuando reduzca por completo la soja. Se le puede añadir unos langostinos cocidos o unas gambas.

ARROZ CON COSTRA

INGREDIENTES

500 g de arroz

1 ¼ l de caldo de pollo o de carne

1 chorizo

1 butifarra

1 morcilla

1 conejo

1 pollo pequeño

1 tomate

10 huevos

Azafrán o colorante

Aceite de oliva

Sal y pimienta

ELABORACIÓN

Precalentar el horno a 220 ºC. Cortar en trozos pequeños el chorizo, la butifarra y la morcilla y dorar en una paellera a fuego fuerte. Retirar y reservar.

Sofreír en el mismo aceite el conejo y el pollo troceados. Salpimentar y añadir el tomate rallado. Cocinar hasta que no quede nada de agua.

Incorporar los embutidos y el arroz, y cocinar durante 2 min.

Mojar con el caldo a punto de sal, incorporar el azafrán o el colorante y cocer 7 min a fuego medio-alto. Echar los huevos y hornear durante 13 min.

TRUCO

Para que los huevos crezcan mucho más dentro del horno, batir ligeramente sin sal.

ARROZ A LA CATALANA

INGREDIENTES

500 g de arroz

500 g de tomates

150 g de salchichas frescas

150 g de carne mixta picada

100 g de cebolla picada

1 l de caldo de carne

1 ½ cucharadita de pimentón

1 cucharadita de perejil fresco

1 cucharadita de harina

½ cucharada de harina

3 dientes de ajo

2 hojas de laurel

1 huevo

10 hebras de azafrán

Azúcar

1 cucharada de mantequilla

Aceite de oliva

Sal y pimienta

ELABORACIÓN

Juntar la carne picada, el perejil, 1 diente de ajo picado finamente, el huevo, sal y pimienta. Amasar todo y hacer bolas. Dorar en aceite, retirar y reservar.

Rehogar en el mismo aceite la mantequilla a fuego lento. Incorporar la harina y ½ cucharadita de pimentón, y seguir sofriendo durante 1 min más. Agregar los tomates en cuartos y 1 hoja de laurel. Tapar y cocer 30 min, triturar, colar y rectificar de sal y azúcar si fuera necesario.

Cocer las salchichas partidas en trozos y las albóndigas durante 5 min en la salsa de tomate.

Aparte, rehogar los otros 2 dientes de ajo y la cebolla bien picados, añadir el arroz, 1 cucharadita de pimentón, la otra hoja de laurel y remover durante 2 min. Incorporar el azafrán y el caldo hirviendo a punto de sal, y cocer 18 min o hasta que el arroz esté listo.

TRUCO

A este plato de arroz también se le puede poner butifarra.

ARROZ CALDOSO CON JUDÍAS BLANCAS Y ACELGAS

INGREDIENTES

300 g de arroz

250 g de judías blancas

450 g de acelgas

½ l de caldo de pollo

2 dientes de ajo

1 tomate rallado

1 cebolla

1 cucharadita de pimentón

10 hebras de azafrán

Aceite de oliva

Sal

ELABORACIÓN

Dejar las judías en remojo la noche anterior. Cocer desde agua fría sin sal hasta que estén tiernas. Reservar.

Limpiar y cortar en trozos medianos las hojas de acelgas. Limpiar, pelar y cortar las pencas en trozos pequeños. Cocer en agua hirviendo con sal durante 5 min o hasta que estén tiernas. Refrescar.

Cortar en trozos pequeños la cebolla y los ajos. Rehogarlos en una cazuela a fuego lento. Incorporar el pimentón y el azafrán. Cocinar 30 s. Agregar el tomate, subir el fuego y cocinar hasta que el tomate pierda toda su agua.

Agregar el arroz y rehogar 2 min más. Juntar al caldo de pollo, 250 ml del agua de la cocción de las judías y otros 250 ml del agua de la cocción de las acelgas. Ponerlo a punto de sal y agregar al arroz. Cocinar 15 min, incorporar las acelgas y las judías y guisar otros 3 min más.

TRUCO

Al final de la cocción remover ligeramente el arroz para que suelte su almidón y espese el caldo.

ARROZ CON ATÚN FRESCO

INGREDIENTES

200 g de arroz

250 g de atún fresco

1 cucharadita de pimentón dulce

½ l de fumet de pescado

4 tomates rallados

3 pimientos del piquillo

1 pimiento verde

2 dientes de ajo

1 cebolla

10 hebras de azafrán

Sal

ELABORACIÓN

Dorar el atún cortado en taquitos a fuego fuerte en una paellera. Retirar y reservar.

Cortar la cebolla, el pimiento verde y los ajos en trozos pequeños. Rehogar a fuego lento en el mismo aceite del atún durante 15 min.

Incorporar el azafrán, el pimentón, los pimientos del piquillo partidos en trozos medianos y los tomates rallados. Guisar hasta que el tomate pierda toda su agua.

Luego, agregar el arroz y cocinar otros 3 min. Bañar con el caldo a punto de sal y cocinar 18 min. Aproximadamente 1 min antes de que esté el arroz en su punto, incorporar de nuevo el atún. Dejar reposar 4 min.

TRUCO

Hay que tener cuidado con la cocción del atún. Si se hace en exceso quedará muy seco y sin apenas sabor.

ARROZ CON POLLO, BEICON, ALMENDRAS Y PASAS

INGREDIENTES

300 g de arroz

175 g de beicon

150 g de almendras granillo tostadas

75 g de pasas

700 ml de caldo de pollo

1 pechuga de pollo

10 hebras de azafrán

1 pimiento verde

1 pimiento rojo

1 diente de ajo

1 tomate rallado

1 cebolleta

Aceite de oliva

Sal y pimienta

ELABORACIÓN

Cortar la pechuga en trozos medianos, salpimentar y dorar a fuego fuerte. Retirar y reservar. En ese mismo aceite dorar el beicon partido en dados. Retirar y reservar.

Cortar en trozos pequeños todas las verduras, excepto el tomate. Rehogarlas a fuego lento durante 15 min. Incorporar el azafrán y el pimentón. Sofreír 30 s. Añadir el tomate rallado y cocinar a fuego fuerte hasta que se evapore toda su agua.

Agregar el arroz y rehogar 3 min sin dejar de remover. Echar el pollo, las pasas y el beicon. Bañar con el caldo a punto de sal y cocer 18 min. Dejar reposar 4 min y servir con la almendra por encima.

TRUCO

Para que las pasas estén más tiernas es aconsejable hidratarlas en agua o en un poco de ron.

ARROZ CON BACALAO Y JUDÍAS BLANCAS

INGREDIENTES

200 g de arroz

250 g de bacalao desalado

125 g de judías blancas cocidas

½ l de fumet de pescado

1 cebolleta

1 diente de ajo

1 tomate rallado

1 pimiento verde

10 hebras de azafrán

Aceite de oliva

Sal

ELABORACIÓN

Cortar la cebolleta, el ajo y el pimiento en trocitos pequeños, y pochar a fuego lento durante 15 min. Incorporar el azafrán y el tomate rallado y cocinar hasta que apenas quede agua de los tomates.

Agregar el arroz y cocinar 3 min. Incorporar el caldo a punto de sal y cocer unos 16 min. Agregar el bacalao y las judías. Cocer 2 min más y dejar reposar 4 min.

TRUCO

Se puede poner en el horno en el primer hervor para que el arroz quede totalmente seco. Con 18 min a 200 ºC será suficiente.

ARROZ CON BOGAVANTE

INGREDIENTES

250 g de arroz

150 g de almejas

¾ l de fumet de pescado (ver apartado Caldos y Salsas)

1 bogavante grande

1 cucharada de perejil picado

2 tomates rallados

1 cebolla

1 diente de ajo

10 hebras de azafrán

Aceite de oliva

Sal

ELABORACIÓN

Abrir el bogavante por la mitad. Purgar las almejas en agua fría con abundante sal durante 2 h.

Dorar por ambos lados el bogavante en un poco de aceite. Reservar e incorporar en el mismo aceite la cebolla y el ajo cortados en trozos pequeños. Rehogar 10 min a fuego lento.

Agregar el azafrán, cocinar 30 s, subir el fuego y añadir los tomates. Guisar hasta que el tomate pierda toda su agua.

Echar el arroz y cocinar 2 min. Bañar con el caldo hirviendo a punto de sal y cocinar otros 14 min. Incorporar las almejas y el bogavante con la carne hacia abajo. Dejar reposar tapado 4 min.

TRUCO

Para que este arroz salga meloso, hay que poner triple de caldo que de arroz. Y si se quiere que salga caldoso es necesario echar cuatro veces más caldo que arroz.

ARROZ A LA GRIEGA

INGREDIENTES

600 g de arroz

250 g de salchichas frescas

100 g de tocino en trocitos pequeños

100 g de pimientos rojos

100 g de cebolla

50 g de guisantes

1 l de caldo de carne

1 hoja de laurel

1 ramita de tomillo

Sal y pimienta

ELABORACIÓN

Partir la cebolla y el pimiento rojo en trocitos y rehogarlos a fuego medio.

Cortar en trozos las salchichas e incorporárselas al sofrito de cebolla y pimiento. Añadir el tocino y cocinar 10 min.

Incorporar el arroz y agregar el caldo a punto de sal, los guisantes y las hierbas. Salpimentar y seguir cociendo a fuego lento otros 15 min más.

TRUCO

Se pueden utilizar pimientos del piquillo; darán un toque de dulzor perfecto.

ARROZ A LA MILANESA

INGREDIENTES

600 g de arroz

500 g de tomates

250 g de champiñones limpios

150 g de mantequilla

90 g de cebolla

75 g de parmesano rallado

1 l y ¼ de caldo de carne

12 hebras de azafrán

Sal

ELABORACIÓN

Rehogar en la mantequilla la cebolla cortada en daditos durante 10 min a fuego lento. Añadir los tomates en trozos pequeños y sofreír otros 10 min más o hasta que los tomates pierdan toda el agua.

Agregar el arroz y rehogar 2 min. Luego, incorporar los champiñones partidos y el azafrán.

Echar el caldo hirviendo a punto de sal y cocer unos 18 min o hasta que el arroz esté blando. Añadir el queso y remover.

TRUCO

Si se tuesta ligeramente el azafrán en papel de aluminio y se pulveriza en un mortero junto a la sal, el azafrán se repartirá de manera uniforme.

ARROZ CALDOSO DE MARISCO

INGREDIENTES

500 g de arroz bomba o redondo

1 ½ l de fumet de pescado

1 cebolla

1 pimiento rojo

1 pimiento verde

1 tomate grande rallado

2 dientes de ajo

8 hebras de azafrán

8 chipirones

Marisco variado (cigalas, carabineros, etc.)

Aceite de oliva

Sal

ELABORACIÓN

Preparar un fumet de pescado con espinas, cabezas de pescados y mariscos. Para ello, cocer todo durante 25 min a fuego lento con el agua suficiente para cubrirlos durante la cocción. Colar y sazonar con sal.

Mientras, cortar en daditos la cebolla, los pimientos y los ajos y rehogarlos en un poco de aceite. Añadir los chipirones troceados y cocinar a fuego fuerte 2 min. Incorporar el tomate rallado y cocinarlo hasta que pierda el agua.

Agregar el arroz y rehogarlo. Echar el azafrán, el fumet a punto de sal y cocer a fuego medio 18 min.

Añadir en los últimos 2 min el marisco bien limpio y pasado antes, si se desea, por la plancha. Dejar que repose 5 min.

TRUCO

Si se añaden un par de ñoras al fumet, el caldo tendrá más sabor y un bonito color.

ARROZ TRES DELICIAS

400 g de arroz

150 g de jamón cocido

150 g de guisantes

3 zanahorias

3 huevos

Aceite de oliva

Sal

ELABORACIÓN

Rehogar el arroz en un poco de aceite y luego cocerlo en agua hirviendo con sal.

Mientras, pelar las zanahorias, cortarlas en trozos pequeños y saltear a fuego fuerte. Cocer los guisantes durante 12 min en agua hirviendo con sal. Colar y refrescar.

Hacer una tortilla francesa con los 3 huevos. Cortar en taquitos el jamón cocido y mezclarlo con el arroz. Rehogar 5 min a fuego lento. Añadir la zanahoria, los guisantes y la tortilla partida en tiritas finas.

TRUCO

Para esta receta utilizar mejor arroz largo. Hay que cocerlo con su justa medida de agua.

ARROZ MELOSO CON PERDIZ

INGREDIENTES

500 g de arroz bomba

2 perdices

1 cebolla

1 pimiento rojo

1 pimiento verde

1 zanahoria

2 dientes de ajo

2 cucharadas de tomate frito

1 hoja de laurel

Tomillo

Brandi

Aceite de oliva

Sal y pimienta

ELABORACIÓN

Trocear y salpimentar las perdices. Dorarlas en una olla a fuego fuerte. Retirar y reservar. Rehogar en el mismo aceite los pimientos, la cebolla, el ajo y la zanahoria, todo cortado finamente.

Añadir el tomate frito y el brandi, y dejar que reduzca. Incorporar luego el tomillo, la hoja de laurel y las perdices. Cubrir con agua y una pizca de sal, y cocer a fuego lento hasta que las perdices estén tiernas.

Cuando las perdices estén tiernas retirarlas del caldo y en esa misma olla dejar solamente 1 litro y medio del caldo de su cocción.

Poner el caldo a punto de sal e incorporar el arroz y de nuevo las perdices. Cocer unos 18 minutos y remover ligeramente el arroz al final para que se ponga meloso.

TRUCO

Esta receta se puede hacer de un día para otro. Solo será necesario añadir el arroz.

RISOTTO DE ESPÁRRAGOS TRIGUEROS Y SALMÓN

INGREDIENTES

240 g de arroz arbóreo

150 g de parmesano

600 cl de caldo de carne

1 vaso vino blanco

2 cucharadas soperas de mantequilla

4 espárragos trigueros

1 cebolla

4 lonchas de salmón ahumado

ELABORACIÓN

Sofreír en 1 cucharada de mantequilla la cebolla cortada en trocitos durante 10 min a fuego lento. Echar el arroz y rehogar 1 min más. Incorporar el vino y dejar que se evapore del todo.

Mientras, cortar en rodajas pequeñas los espárragos y saltear. Reservar

Hervir el caldo a punto de sal y añadir al arroz (debe quedar un dedo por encima del arroz). Cocer a fuego lento sin dejar de remover e ir agregando más caldo según se vaya evaporando el líquido.

Cuando el arroz esté casi en su punto (dejarlo siempre un poco caldoso), añadir los espárragos salteados y el salmón ahumado en tiras.

Terminar con parmesano, la otra cucharada de mantequilla y remover. Dejar que repose 5 min antes de servirlo.

TRUCO

El vino también puede ser tinto, rosado o cava. Se puede preparar el arroz con antelación. Para ello solo es necesario cocinar el arroz durante 10 min, congelar hasta que se enfríe y reservar en el frigorífico. Cuando se quiera preparar solo es necesario echar el caldo caliente y esperar a que el arroz esté en su punto.

ARROZ CON RAPE, GARBANZOS Y ESPINACAS

INGREDIENTES

300 g de arroz

250 g de garbanzos cocidos

250 g de espinacas frescas

450 g de rape en trozos

750 ml de fumet de pescado

10 hebras de azafrán

2 dientes de ajo

1 cebolleta

1 tomate rallado

1 cucharadita de pimentón

Aceite de oliva

Sal y pimienta

ELABORACIÓN

Salpimentar el rape y dorarlo en una paellera caliente. Reservar.

Picar finamente la cebolleta y los ajos. Rehogar a fuego lento durante 10 min en la misma paellera donde se ha hecho el rape. Agregar las espinacas partidas y cocinar 3 min más.

Incorporar el pimentón y el azafrán, y cocinar 30 s. Añadir el tomate rallado y cocinar hasta que pierda toda su agua.

Echar el arroz y rehogar durante 2 min. Bañar con el caldo a punto de sal y cocer 15 min. Añadir el rape y los garbanzos, y guisar otros 3 min más.

TRUCO

El reposo en los arroces es esencial. Al menos hay que dejar 4 min antes de servirlos.

ARROZ Ó CALDEIRO

INGREDIENTES

200 g de arroz

150 g de carne magra de cerdo

150 g de costillas de cerdo

¼ de conejo

¼ l de caldo de carne o de pollo

10 hebras de azafrán

2 tomates rallados

2 dientes de ajo

1 pimiento rojo pequeño

1 cebolla

Aceite de oliva

Sal y pimienta

ELABORACIÓN

Salpimentar y dorar a fuego fuerte la carne de cerdo, el conejo y las costillas troceadas. Retirar y reservar.

En ese mismo aceite, rehogar a fuego lento la cebolla, el pimiento y los ajos cortados en dados pequeños durante 15 min. Incorporar el azafrán y los tomates rallado. Cocinar hasta que el tomate haya perdido toda su agua.

Incorporar el arroz y cocinar 2 min. Bañar con el caldo a punto de sal y guisar otros 18 min.

TRUCO

El arroz debe quedar meloso. Si no es así, hay que añadir un poco más de caldo al final de la cocción y remover ligeramente.

ARROZ NEGRO CON CHIPIRONES

INGREDIENTES

400 g de arroz

1 l de fumet de pescado

16 gambas peladas

8 chipirones

1 diente de ajo

2 cucharadas de salsa de tomate

8 sobres de tinta de calamar

½ cebolla

½ pimiento verde

½ pimiento rojo

½ vaso de vino blanco

Aceite de oliva

Sal

ELABORACIÓN

Picar finamente la cebolla, el ajo y los pimientos, y sofreír todo en una paellera a fuego lento hasta que las verduras estén blandas.

Incorporar los chipirones limpios cortados en trozos medianos y rehogar a fuego fuerte durante 3 min. Añadir la salsa de tomate y cocinar 5 min más.

Agregar el vino y dejar que reduzca del todo. Echar el arroz y los sobres de tinta, y rehogar otros 3 min.

Añadir el caldo hirviendo a punto de sal y hornear a 200 ºC durante 18 min o hasta que esté seco. Incorporar en los últimos 5 min las gambas y dejar que repose otros 5 min antes de servir.

TRUCO

Al terminar los arroces al horno es más fácil que salgan en su punto. Acompañar de un buen alioli.

ARROZ PILAF

INGREDIENTES

300 g de arroz de grano redondo

120 g de mantequilla

60 g de cebolla

600 ml de caldo de pollo (o agua hirviendo)

2 dientes de ajo

1 ramillete de tomillo, perejil y laurel

ELABORACIÓN

Trocear la cebolla y el ajo en brunoise y sofreírla en la mantequilla sin que llegue a coger color.

Cuando empiece a transparentar, añadir el ramillete de aromáticas y el arroz. Rehogar hasta que el arroz esté bien impregnado por la grasa de la mantequilla. Mojar con el caldo o el agua hirviendo a punto de sal y remover.

Cocer unos 6 o 7 min a fuego fuerte, luego bajarlo al mínimo, tapar y seguir cocinando otros 12 min más.

TRUCO

Se puede terminar al horno durante 12 min a 200 ºC hasta que quede seco. Este arroz sirve como plato principal o como acompañamiento de carnes y pescados.

FIDEUÁ DE PESCADO Y MARISCO

INGREDIENTES

400 g de fideos finos

350 g de tomates

250 g de rape

800 ml de fumet

4 cigalas

1 cebolla pequeña

1 pimiento verde

2 dientes de ajo

1 cucharada de pimentón

10 hebras de azafrán

Aceite de oliva

Sal y pimienta

ELABORACIÓN

Dorar en una paellera o cazuela baja los fideos en aceite. Sacar y reservar.

En ese mismo aceite, sofreír las cigalas y el rape salpimentado. Sacar y reservar.

En el mismo aceite, pochar la cebolla, el pimiento y el ajo cortados en trozos pequeños. Incorporar el pimentón, el azafrán y los tomates rallados y cocer durante 5 min.

Añadir los fideos y remover. Mojar con el fumet a punto de sal y cocer a fuego medio durante 12 min o hasta que el caldo se haya evaporado. Cuando falten 3 min para finalizar la cocción, incorporar las cigalas y el rape.

TRUCO

Acompañar con un alioli negro. Para hacerlo solo es necesario hacer un alioli normal y batir junto con una bolsita de tinta de calamar.

PASTA A LA PUTANESCA

INGREDIENTES

1 bote de anchoas de 60 g

2 dientes de ajo

2 cucharadas soperas de alcaparras

2 o 3 tomates grandes rallados

20 aceitunas negras con hueso

1 cayena

Azúcar

Orégano

Parmesano

ELABORACIÓN

Rehogar las anchoas troceadas en el propio aceite de la lata a fuego lento hasta que casi desaparezcan. Incorporar los ajos partidos en trocitos muy pequeños y cocinar a fuego suave durante 4 min.

Añadir las alcaparras troceadas, el tomate rallado y las aceitunas deshuesadas y cortadas en cuartos. Cocinar unos 10 min a fuego medio junto con la cayena (retirar una vez cocinada la salsa) y rectificar de azúcar si fuera necesario. Agregar orégano y parmesano al gusto.

Cocer cualquier tipo de pasta y añadir la putanesca por encima.

TRUCO

Se puede poner un poco de zanahoria rallada y vino tinto en su elaboración.

CANELONES DE ESPINACAS Y REQUESÓN

INGREDIENTES

500 g de espinacas

200 g de requesón

75 g de parmesano rallado

50 g de piñones tostados

16 placas de pasta

1 huevo batido

Salsa de tomate (ver apartado Caldos y Salsas)

Salsa besamel (ver apartado Caldos y Salsas)

Sal

ELABORACIÓN

Cocer en abundante agua hirviendo las placas de pasta. Retirar, refrescar y secar encima de un paño limpio.

Cocer las espinacas durante 5 min en agua hirviendo con sal. Escurrir y refrescar.

Mezclar en un bol los quesos, los piñones, las espinacas, el huevo y la sal. Rellenar los canelones con la mezcla y darles forma cilíndrica.

Poner en una placa de horno una base de salsa de tomate, los canelones encima y terminar con una salsa besamel. Hornear 40 min a 185 ºC.

TRUCO

Se puede utilizar para el relleno cualquier tipo de queso, y acompañarlo con uno de tipo Burgos para darle mayor textura y untuosidad.

ESPAGUETIS A LA MARINERA

INGREDIENTES

400 g de espaguetis

500 g de almejas

1 cebolla

2 dientes de ajo

4 cucharadas de agua

1 tomate pequeño

1 vaso pequeño de vino blanco

½ guindilla

Aceite de oliva

Sal

ELABORACIÓN

Sumergir las almejas durante 2 h en agua fría con abundante sal para limpiarlas bien de cualquier resto de suciedad.

Una vez limpias, cocerlas en una olla tapada con 4 cucharadas de agua y el vaso de vino. En cuanto se abran, retirarlas y reservar el agua de la cocción.

Hacer un sofrito con la cebolla y los ajos cortados en trozos pequeños durante 5 min. Añadir el tomate partido en dados y guisar otros 5 min. Incorporar la guindilla y cocinar hasta que esté todo bien pochado.

Subir el fuego y añadir el agua de la cocción de las almejas. Cocinar 2 min hasta que el vino haya perdido todo su alcohol e incorporar las almejas. Guisar otros 20 s.

Aparte, cocer los espaguetis, colar y sin refrescar saltearlos con la salsa y las almejas.

TRUCO

A este plato se le puede añadir también unos taquitos de rape, gambas o mejillones. El resultado es igual de bueno.

LASAÑA DE PASTA FRESCA A LA FLORENTINA

INGREDIENTES

Para las láminas de pasta

100 g de harina

2 huevos

Sal

Para la salsa de tomate

500 g de tomates maduros

250 g de cebolla

1 diente de ajo

1 zanahoria pequeña

1 vaso pequeño vino blanco

1 ramillete de tomillo, romero y laurel

1 punta de jamón

Para la salsa Mornay

80 g de harina

60 g de parmesano rallado

80 g de mantequilla

1 l de leche

2 yemas de huevo

Nuez moscada

Sal y pimienta

Otros ingredientes

150 g de espinacas limpias

Parmesano rallado

ELABORACIÓN

Para las láminas de pasta

Disponer la harina en forma de volcán encima de la mesa y en el hueco central poner una pizca de sal y los huevos. Mezclar con los dedos.

Amasar con la palma de las manos, hacer una bola y dejar que repose en el frigorífico durante 30 min, cubriéndolo con un paño húmedo. Estirar muy fino con un rodillo, porcionar, cocer y refrescar.

Para la salsa de tomate

Cortar en juliana la cebolla, el ajo y la zanahoria y rehogarlas junto con la punta de jamón. Incorporar el vino y dejar que reduzca. Agregar los tomates cortados en cuartos y las hierbas, y tapar. Cocer durante 30 min. Rectificar de sal y azúcar. Sacar las hierbas y el jamón y triturar.

Para la salsa Mornay

Preparar una besamel (ver apartado Caldos y Salsas) con los gramajes arriba indicados. Incorporar fuera del fuego las yemas y el queso.

Para terminar

Cortar en juliana fina las espinacas y cocerlas durante 5 min en agua hirviendo. Refrescar y escurrir bien. Mezclar con la salsa Mornay.

Servir salsa de tomate en la base de un molde, luego poner la pasta fresca y terminar con las espinacas. Repetir la operación 3 veces. Acabar con la salsa Mornay y el parmesano rallado. Hornear a 180 ºC durante 20 min.

TRUCO

Para ahorrar tiempo puedes comprar las láminas de lasaña.

ESPAGUETIS CON SALSA CARBONARA

INGREDIENTES

400 g de pasta

100 g de panceta

80 g de queso parmesano

2 huevos

Aceite de oliva

Sal y pimienta negra

ELABORACIÓN

Cortar la panceta en tiras y dorar en una sartén caliente con un poco de aceite. Reservar.

Cocer los espaguetis en agua hirviendo con sal. Mientras tanto, batir las yemas de los 2 huevos e incorporar el queso rallado junto con una pizca de sal y pimienta.

Colar la pasta sin refrescar y sin dejar que se enfríe mezclar con los huevos batidos. Cocinar con el propio calor de la pasta. Añadir la panceta y servir con queso rallado y pimienta.

TRUCO

Las claras se pueden aprovechar para hacer un buen merengue.

CANELONES DE CARNE CON BESAMEL DE SETAS

INGREDIENTES

300 g de setas

200 g de carne de ternera

12 placas de canelón o pasta fresca (100 g de harina, 1 huevo y sal)

80 g de parmesano

½ l de leche

1 cebolla

1 pimiento verde

2 dientes de ajo

1 vaso de salsa de tomate

2 zanahorias

40 g de harina

40 g de mantequilla

Vino blanco

Orégano

Nuez moscada

Sal y pimienta

ELABORACIÓN

Cortar las verduras en trocitos pequeños y rehogar. Incorporar la carne y seguir sofriendo hasta que la ternera pierda su color rosa. Salpimentar. Agregar vino blanco y dejar que reduzca. Añadir la salsa de tomate y cocer durante 30 min. Echar un poco de orégano y dejar enfriar.

Aparte, hacer una besamel con la mantequilla, la harina y la leche y nuez moscada (ver apartado Caldos y Salsas). Luego, saltear las setas y triturarlas junto con la besamel.

Cocer las placas de canelón. Rellenar la pasta con la carne y envolver. Salsear con la besamel de setas y espolvorear con parmesano rallado. Hornear a 190 ºC durante 5 min y gratinar.

TRUCO

Para evitar que se desmoronen, partir los canelones siempre fríos. Luego solo será necesario calentar las porciones en el horno.

LASAÑA DE MERO Y CALAMARES

INGREDIENTES

Para la besamel

50 g de mantequilla

50 g de harina

1 l de leche

Nuez moscada

Sal

Salsa de pimientos

2 pimientos rojos grandes

1 cebolla pequeña

Aceite de oliva

Azúcar

Sal

Para el relleno

400 g de mero

250 g de calamares

1 cebolla grande

1 pimiento rojo grande

Placas de lasaña precocidas

Para la besamel

Hacer una besamel rehogando la harina con la mantequilla e incorporando la leche. Cocer durante 20 min sin dejar de remover y sazonar con sal y nuez moscada.

Salsa de pimientos

Asar los pimientos y, cuando estén asados, dejar que reposen tapados 15 min.

Mientras, rehogar la cebolla cortada en juliana en abundante aceite. Pelar los pimientos, añadirlos a la cebolla y dejar pochar 5 min. Retirar un poco de aceite y triturar.

Rectificar de sal y de azúcar si fuera necesario.

Para el relleno

Sofreír la cebolla y el pimiento cortados en juliana, y añadir el mero. Pochar durante 3 min a fuego fuerte e incorporar los calamares. Cocinar hasta que estén tiernos.

Poner en una placa de horno besamel y encima una capa de pasta de lasaña. Rellenar con el pescado. Repetir la operación 3 veces.

Terminar con besamel y hornear a 170 ºC durante 30 min.

Servir con la salsa de pimientos por encima.

TRUCO

Si se añade a la besamel un poco de zanahoria cocida y triturada quedará más sabrosa.

PAELLA MIXTA

INGREDIENTES

300 g de arroz

200 g de mejillones

125 g de calamares

125 g de gambas

700 ml de fumet de pescado

½ pollo troceado

¼ conejo troceado

1 rama de romero

12 hebras de azafrán

1 tomate

1 cebolleta

½ pimiento rojo

½ pimiento verde

1 diente de ajo

Aceite de oliva

Sal y pimienta

ELABORACIÓN

Trocear, salpimentar y dorar a fuego fuerte el pollo y el conejo. Retirar y reservar.

Sofreír en el mismo aceite la cebolleta, los pimientos y el ajo picados finamente durante 10 min. Incorporar el azafrán y rehogar 30 s. Agregar el tomate rallado y cocinar hasta que se pierda toda el agua. Subir el fuego e incorporar los calamares troceados. Cocinar 2 min. Echar el arroz, rehogar 3 min y bañar con el caldo a punto de sal.

Abrir los mejillones en una olla tapada con un poco de agua. En cuanto abran sacar y reservar.

Precalentar el horno a 200 ºC y hornear unos 18 min o hasta que el arroz esté seco. Añadir en el último momento las gambas. Sacar y repartir por encima los mejillones. Tapar con un paño y dejar reposar 4 min.

TRUCO

Cuando se ponga el punto de sal a los caldos de los arroces secos, siempre hay que echar un poquito más de sal de lo habitual.

LASAÑA DE VERDURAS CON QUESO FRESCO Y COMINO

INGREDIENTES

3 zanahorias grandes

2 cebollas grandes

1 pimiento rojo grande

1 berenjena grande

1 calabacín grande

1 tarrina de queso tipo Philadelphia

Queso rallado

Comino molido

Pasta para lasaña

Salsa besamel

ELABORACIÓN

Partir las verduras en trocitos pequeños y sofreírlas por este orden: zanahorias, cebollas, pimiento, berenjena y calabacín. Dejar 3 min de diferencia entre cada una de ellas. Una vez rehogadas, añadir queso y comino al gusto. Reservar.

Cocer la pasta de lasaña siguiendo las instrucciones del fabricante y mientras hacer una besamel (ver apartado Caldos y Salsas).

En una bandeja apta para el horno poner una capa de besamel, otra de pasta de lasaña y luego las verduras. Repetir esta operación 3 veces, terminando con una capa de besamel y queso rallado por encima. Hornear a 190 ºC hasta que el queso esté dorado.

TRUCO

Hay gran variedad de quesos frescos para untar. Se puede hacer con alguno de cabra, con hierbas, de salmón, etc.

TALLARINES CON SALSA DE YOGUR Y ATÚN

INGREDIENTES

400 g de tallarines

50 g de parmesano

2 cucharadas soperas de queso de untar

1 cucharada de orégano

2 latas de atún en aceite

3 yogures

Sal y pimienta

ELABORACIÓN

Triturar en un vaso de batidora el atún sin escurrir, el queso, los yogures, el orégano, el parmesano, sal y pimienta. Reservar.

Cocer la pasta en abundante agua salada y escurrir sin refrescar. Con los tallarines aún calientes, mezclar con la salsa y servir.

TRUCO

Se puede usar esta salsa para hacer una buena ensalada fría de pasta sin necesidad de mahonesa.

ÑOQUIS DE PATATA CON SALSA DE QUESO AZUL Y PISTACHOS

INGREDIENTES

1 kg de patatas

250 g de harina

150 g de nata

100 g de queso azul

30 g de pistachos pelados

1 vasito de vino blanco

1 huevo

Nuez moscada

Sal y pimienta

ELABORACIÓN

Lavar las patatas y cocerlas con piel y sal durante 1 h. Escurrir y dejar templar para poder pelarlas. Pasarlas por el pasapurés, añadir el huevo, sal, pimienta, nuez moscada y la harina. Amasar hasta que no se pegue en las manos. Dejar que repose durante 10 min. Luego, dividir la masa en pequeñas bolitas (ñoquis).

Cocer el queso azul en el vino y no dejar de remover hasta que el vino reduzca casi por completo. Incorporar la nata y cocer 5 min. Rectificar de sal y pimienta e incorporar los pistachos.

Cocer los ñoquis en abundante agua hirviendo, colar y salsear.

TRUCO

Los ñoquis estarán cocidos cuando empiecen a flotar.

PASTA CARBONARA DE SALMÓN

INGREDIENTES

400 g de espaguetis

300 g de salmón

60 g de parmesano

200 ml de nata líquida

1 cebolla pequeña

2 huevos

Aceite de oliva

Sal y pimienta negra molida

ELABORACIÓN

Cocer los espaguetis en abundante agua salada. Mientras, rallar el queso y cortar el salmón en trocitos.

Dorar la cebolla con un poco de aceite y añadir el salmón y la nata. Cocer hasta que el salmón esté hecho y salpimentar. Ya fuera del fuego, echar los huevos y el parmesano rallado.

Servir los espaguetis recién hechos junto con la carbonara.

TRUCO

Si a esta salsa se le pone un poco de beicon, será un relleno perfecto para unas berenjenas al horno.

TALLARINES CON BOLETUS

INGREDIENTES

400 g de tallarines

300 g de boletus limpios

200 g de nata líquida

1 diente de ajo

1 vasito de brandi

Sal

ELABORACIÓN

Cocer los tallarines en abundante agua con sal. Colar y refrescar.

Dorar el diente de ajo cortado finamente y añadir las setas fileteadas. Cocinar a fuego fuerte durante 3 min. Añadir el brandi y dejar que reduzca hasta que se quede casi seco.

Incorporar la nata y cocer 5 min más. Emplatar la pasta y salsear.

TRUCO

Si no es temporada de boletus, una estupenda opción son las setas deshidratadas.

PIZZA BARBACOA

INGREDIENTES

Para la masa

250 g de harina de fuerza

125 g de agua templada

15 g de levadura prensada fresca

Aceite de oliva

Sal

Salsa barbacoa

1 taza de tomate frito

1 taza de kétchup

½ taza de vinagre

1 cucharadita de orégano

1 cucharadita de tomillo

1 cucharadita de comino

1 diente de ajo

1 lata de Coca-Cola

1 cayena picada

½ cebolla

Aceite de oliva

Sal y pimienta

Otros ingredientes

Carne picada de ternera (al gusto)

Pechuga de pollo troceada (al gusto)

Beicon picado (al gusto)

Queso rallado variado

ELABORACIÓN

Para la masa

Poner en un bol la harina con una pizca de sal y hacer un volcán. Incorporar un chorrito de aceite, el agua, la levadura desmigada, y amasar durante 10 min. Tapar con un paño o film transparente y dejar que repose durante 30 min.

Una vez que la masa haya doblado su volumen inicial, enharinar la mesa de trabajo y estirar dándole forma redondeada.

Salsa barbacoa

Cortar la cebolla y el ajo en trozos pequeños y pochar. Añadir el tomate frito, el kétchup, el vinagre y cocer durante 3 min. Incorporar la cayena, el orégano, el tomillo y el comino. Remover y echar la lata de Coca-Cola. Cocer hasta que se obtenga una textura espesa.

Para terminar

Dorar en una sartén la carne, el pollo y el beicon.

Forrar una placa de horno con papel sulfurizado y poner la masa estirada sobre él. Poner una capa de salsa barbacoa, otra de queso, otra con las carnes, otra de queso y terminar con una de salsa

Precalentar el horno a 200 ºC y hornear la pizza durante 15 min aproximadamente.

TRUCO

No hay que poner demasiado relleno encima porque eso impediría que la masa se horneara bien y quedaría cruda.

RISOTTO DE SALCHICHAS BLANCAS CON VINO TINTO Y RÚCULA

INGREDIENTES

240 g de arroz arbóreo (70 g por persona)

150 g de queso parmesano

100 g de rúcula fresca

600 ml de caldo de carne o de pollo

2 salchichas blancas alemanas

2 cucharadas soperas de mantequilla

1 cebolla

1 diente de ajo

1 vaso vino blanco tinto

Aceite de oliva

Sal

ELABORACIÓN

Pelar y cortar en trozos pequeños la cebolla y el diente de ajo. Sofreír en 1 cucharada de mantequilla durante 10 min a fuego lento. Añadir el arroz y rehogar 1 min más. Incorporar el vino y dejar hasta que se evapore del todo.

Añadir caldo hirviendo y a punto de sal (debe quedar 1 dedo por encima del arroz). Remover constantemente, e ir echando más caldo según se vaya consumiendo.

Cortar en rodajas pequeñas las salchichas y dorar en una sartén. Cuando el arroz esté casi en su punto y un poco caldoso, añadir las salchichas salteadas.

Terminar con parmesano, la otra cucharada de mantequilla y remover. Dejar reposar 5 min. Poner la rúcula por encima justo en el momento de servir.

TRUCO

El mejor arroz para esta elaboración es el arborio o carnaroli.

TALLARINES CON GAMBAS, CINTAS DE VERDURAS Y SOJA

INGREDIENTES

400 g de tallarines

150 g de gambas peladas

5 cucharadas de salsa de soja

2 zanahorias

1 calabacín

1 puerro

Aceite de oliva

Sal

ELABORACIÓN

Cocer los tallarines en abundante agua hirviendo con sal. Colar y refrescar.

Mientras, limpiar y cortar el puerro en bastones finos y alargados. Con un pelador de patatas sacar láminas del calabacín y de las zanahorias.

Sofreír las verduras en una sartén caliente con un poco de aceite durante 2 min. Incorporar las gambas y saltear otros 30 s. Agregar la soja y los tallarines, y cocinar 2 min más.

TRUCO

No es necesario añadir sal a la salsa porque la soja ya tiene mucha.

ROSSEJAT DE FIDEOS CON SEPIA Y GAMBAS

INGREDIENTES

1 kg de sepia

400 g de fideos finos

1 l de fumet de pescado

16 gambas peladas

3 dientes de ajo

1 cucharada de pimentón

¼ l de aceite de oliva

ELABORACIÓN

Cortar la sepia en trozos y dorarla en una paellera junto con los ajos. Reservar.

Sofreír bien los fideos con abundante aceite. Cuando estén dorados, retirar y colar.

Añadir los fideos a la paellera, agregar el pimentón y rehogar 5 s. Mojar con el fumet, incorporar los ajos fritos y la sepia.

Cuando los fideos estén ya casi hechos, echar las gambas. Dejar reposar 3 o 4 min y servir caliente.

TRUCO

Lo más típico es acompañar este plato con salsa alioli.

TALLARINES CON LOMO DE CERDO AL CABRALES

INGREDIENTES

250 g de tallarines

200 g de queso cabrales

125 ml de vino blanco

¾ l de nata

4 filetes de cinta de lomo

Aceite de oliva

Sal y pimienta

ELABORACIÓN

Cortar el lomo en tiras finas. Salpimentar y dorar en una sartén caliente. Reservar.

Poner el vino a reducir con el queso. Sin dejar de remover, incorporar la nata y cocer 10 min a fuego lento. Añadir el lomo y cocinar 3 min más.

Cocer la pasta en abundante agua hirviendo con sal. Colar, pero no refrescar. Incorporar la pasta a la salsa y remover 1 min.

TRUCO

Es preferible cocer la pasta en el último minuto, ya que así las salsas se adhieren mejor a ella.

COCIDO MONTAÑÉS

INGREDIENTES

200 g de alubias blancas

200 g de costilla de cerdo

150 g de tocino fresco

100 g de chorizo fresco

1 cucharada de pimentón

2 patatas

1 oreja de cerdo

1 hueso de codillo

1 manita de cerdo

1 morcilla

1 nabo

1 berza

Sal

ELABORACIÓN

Dejar las alubias en remojo durante 12 h.

Cocer a fuego lento desde agua fría todas las carnes y el pimentón junto a las alubias durante 3 h o hasta que estén blandas. Ir sacando las carnes a medida que estén tiernas.

Cuando las alubias estén casi cocidas, añadir el nabo y las patatas cortados en trozos medianos y cocinar 10 min.

Aparte, cocer la berza partida en juliana hasta que esté blandita. Incorporar al cocido y guisar 5 min más. Rectificar de sal.

TRUCO

Trocear y servir la carne en una fuente, y presentar el cocido en una sopera.

ALUBIAS DE TOLOSA

INGREDIENTES

500 g de alubias de Tolosa

125 g de tocino

3 dientes de ajo

1 pimiento verde

1 cebolla

1 chorizo

1 morcilla

Aceite de oliva

Sal

ELABORACIÓN

Poner las alubias en remojo durante 10 h.

Cubrir con agua fría las alubias con el tocino, el chorizo y la morcilla. Cocer junto con ½ cebolla y un chorro de aceite. Cocinar unas 2 h a fuego muy lento.

Picar finamente el pimiento con el resto de la cebolla y los ajos. Pochar lentamente durante 10 min y añadírselo a las alubias. Poner a punto de sal y cocer 3 min más.

TRUCO

Si el guiso se va quedando seco durante la cocción, añadir agua fría.

COCIDO DEL VALLE DE LIÉBANA

INGREDIENTES

300 g de garbanzos

500 g de morcillo

250 g de cecina

175 g de tocino veteado

3 patatas

3 chorizos

½ repollo

1 hueso de cadera

1 hueso de rodilla

Sal

ELABORACIÓN

Poner los garbanzos en remojo en agua caliente durante 12 h.

Poner en una olla grande las carnes y cocer a fuego lento durante 1 h. Agregar los garbanzos y cocinar otras 2 h o hasta que las legumbres estén casi blandas.

Entonces, añadir el repollo cortado en juliana y las patatas partidas en trozos medianos. Poner a punto de sal.

Porcionar todas las carnes y servir con el resto del cocido o por separado.

TRUCO

Utilizar garbanzos pequeños como los lebaniegos o los pedrosillanos. Si se añade también una oreja o morro de cerdo, da un toque al cocido más untuoso.

ALUBIAS VIUDAS

INGREDIENTES

400 g de alubias

1 cebolla pequeña

1 puerro pequeño

2 dientes de ajo

1 zanahoria

1 hoja de laurel

Sal

ELABORACIÓN

Poner las alubias en remojo la noche anterior.

Poner las legumbres junto con la cebolla, el puerro, los ajos, la zanahoria y el laurel en una olla. Cubrir con agua fría y cocer durante 3 h o hasta que las alubias estén blandas.

Una vez transcurrido el tiempo, sacar todas las verduras, triturar e incorporar de nuevo a las alubias. Poner a punto de sal.

TRUCO

Para que el guiso quede ligeramente espeso, triturar junto a las verduras 1 cucharada de alubias y cocer 5 min más.

COCIDO MADRILEÑO

INGREDIENTES

300 g garbanzos

500 g de huesos de ternera (rodilla)

500 g de patatas peladas

500 g de morcillo

150 g de chorizo

150 g de tocino (panceta)

¼ de hueso de jamón

1 gallina pequeña

1 repollo pequeño

2 dientes de ajo

Pimentón

Fideos

ELABORACIÓN

Poner los garbanzos en remojo en agua templada durante 12 h.

Poner los huesos y las carnes en una olla con el agua fría. En el primer hervor desespumar bien.

Con el agua ya hirviendo, incorporar los garbanzos metidos en una malla. Cocinar hasta que estén tiernos. Sacar y dejar cocer el caldo hasta que las carnes estén blandas. Irlas sacando a medida que lo estén.

Aparte, cocer el repollo cortado en tiras y las patatas cacheladas.

Luego, rehogar el repollo con los dientes de ajo y el pimentón. Servir por un lado el caldo con fideos; y por otro, las carnes porcionadas, el repollo y las patatas.

TRUCO

Añadir en los minutos finales unas hojitas de hierbabuena al caldo.

ESCUDELLA

INGREDIENTES

1 kg de garbanzos

250 g de butifarra blanca

250 g de butifarra negra

75 g de carne magra de ternera picada

75 g de carne magra de cerdo picada

2 huesos de jamón

2 huesos de rodilla de ternera

2 traseros de pollo

2 manitas de cerdo

½ gallina

4 zanahorias medianas

2 patatas grandes

1 puerro grande

1 rama de apio

1 diente de ajo

½ col pequeña

1 cucharada de pan rallado

1 huevo

Fidelos

Harina

Sal y pimienta

ELABORACIÓN

Dejar los garbanzos en remojo en agua caliente durante 12 h.

Hervir agua. Incorporar el puerro y la col limpios, las zanahorias, las patatas y el apio pelados, la gallina, los traseros de pollo, los huesos y las manitas de cerdo. Desespumar bien y añadir los garbanzos metidos en una red. Cocer durante 3 h (añadir agua caliente si se evapora demasiado).

Juntar las carnes picadas con el pan rallado, el huevo, el ajo muy picado, sal y pimienta. Hacer albóndigas con esta mezcla.

Colar el caldo del guiso, reservar ¼ l y cocer en el resto las albóndigas enharinadas y las butifarras durante 45 min.

Cocer en el caldo reservado 4 puñados de fideos. Repasar y rectificar de punto de sal. Servir por separado.

TRUCO

La pasta original para esta receta se llama galets.

FABADA

INGREDIENTES

500 g de fabes

100 g de lacón

100 g de tocino

2 chorizos asturianos

2 morcillas asturianas

2 dientes de ajo

1 cebolla

Sal

ELABORACIÓN

Poner las fabes en remojo en agua fría el día anterior. Poner en remojo en agua templada las carnes el día anterior.

Poner la misma agua de los remojos en la cazuela e incorporar todos los ingredientes, incluidos la cebolla y los ajos.

Cuando rompa a cocer, desespumar. Asustar 3 veces durante la cocción.

Cocer hasta que las judías estén tiernas. Rectificar de sal.

TRUCO

Si sobran fabes, se puede hacer una crema de fabada y caldo. Incorporar por encima las carnes finamente picadas y salteadas con ajo.

HUMMUS DE GARBANZOS

INGREDIENTES

600 g de garbanzos cocidos

2 cucharadas de aceite de sésamo

1 cucharada de comino molido

2 dientes de ajo

Zumo de un limón

Pimentón

15 cl de aceite de oliva

Sal y pimienta

ELABORACIÓN

Triturar en un vaso de batidora los garbanzos, el comino, los ajos sin su germen central, el aceite de sésamo y zumo de limón. Incorporar a hilo el aceite de oliva.

Rectificar de sal y pimienta. Emplatar y añadir una pizca de pimentón por encima.

TRUCO

Se puede hacer la misma receta pero con judías blancas. El resultado es delicioso.

LENTEJAS CON SEPIA Y ALMEJAS

INGREDIENTES

200 g de lentejas

1 sepia pequeña

16 almejas

2 tomates

1 zanahoria

1 cebolla

½ pimiento rojo

½ pimiento verde

1 cucharada de pimentón

1 hoja de laurel

Sal

ELABORACIÓN

Poner a cocer las lentejas cubiertas de agua con todas las hortalizas limpias, el pimentón, el laurel y un chorro de aceite.

A los 30 min retirar las verduras y triturar. Añadir de nuevo a las lentejas. Seguir cociendo hasta que la legumbre esté blanda.

Poner a punto de sal e incorporar las almejas purgadas con antelación y la sepia partida en trozos. Cocinar 2 min más y servir caliente.

TRUCO

Purgar significa sumergir las almejas en agua fría con abundante sal durante 2 h para que expulsen toda la tierra.

FABES CON ALMEJAS

INGREDIENTES

400 g de fabes

500 g de almejas

½ vaso de vino blanco

2 dientes de ajo

1 pimiento verde pequeño

1 tomate pequeño

1 cebolla

1 puerro

Perejil fresco picado

Aceite de oliva

ELABORACIÓN

Dejar las fabes en remojo en agua fría el día anterior.

Poner en una olla las alubias, el pimiento, ½ cebolla, el puerro limpio, 1 diente de ajo y el tomate. Cubrir de agua fría y cocer 3 h o hasta que la fabe esté blanda.

Aparte, rehogar la otra ½ cebolla y el ajo restante cortados en trozos muy pequeños. Añadir las almejas y bañar con el vino. Dejar que reduzca un poco.

Incorporar las almejas a las fabes y guisar otros 2 min. Espolvorear con el perejil.

TRUCO

Asustar la cocción 3 veces para que las fabes queden más tiernas.

HABAS A LA CATALANA

INGREDIENTES

300 g de habas frescas

50 g de butifarra blanca

50 g de butifarra negra

50 g de panceta

250 g de caldo de pollo

½ vaso de vino blanco

1 cucharada de perejil

4 dientes de ajo

2 tomates

1 cebolleta

Aceite de oliva

Sal

ELABORACIÓN

Cocer las habas en abundante agua hirviendo con sal durante 12 min. Escurrir, enfriar y reservar.

Cortar las butifarras en rodajas y la panceta en bastones.

Dorar en varias tandas las butifarras en aceite caliente y la panceta, con cuidado de que no se deshagan. Retirar.

Rehogar en el mismo aceite a fuego lento la cebolleta y los ajos partidos en dados pequeños. Añadir los tomates rallados y cocinar hasta que estos pierdan toda su agua.

Añadir las habas y bañar con el vino. Dejar reducir al máximo y mojar con el caldo de pollo. Echar las carnes y guisar 6 min más hasta que la salsa se haya reducido. Rectificar de sal y espolvorear por encima con perejil picado.

TRUCO

Se puede sustituir el perejil por 4 hojas de menta muy picadas.

JUDÍAS PINTAS CON ARROZ

INGREDIENTES

400 g de judías pintas

150 g de arroz

4 dientes de ajo

2 patatas

1 pimiento verde

1 cebolla

1 zanahoria

1 hoja de laurel

Pimentón

Sal

ELABORACIÓN

Dejar las judías en agua durante 12 h.

Cocer las judías a fuego lento junto con los ajos, la zanahoria, la hoja de laurel, el pimiento, la cebolla, las patatas y un poco de pimentón. Guisar hasta que las alubias estén casi en su punto.

Añadir el arroz, poner a punto de sal y seguir cociendo a fuego medio hasta que el arroz esté hecho.

TRUCO

Sacar toda la verdura, triturarla e incorporar de nuevo a las alubias. Aportará más sabor al guiso y dará más espesor al caldo.

JUDIONES CON RABO DE TORO

INGREDIENTES

400 g de judiones

1 rabo de toro

1 l de caldo de carne

½ l de vino tinto

2 cucharadas de salsa de tomate

1 cucharada de pimentón

2 ramitas de apio

1 rama de tomillo

1 rama de romero

4 zanahorias

2 cebollas

1 pimiento verde italiano mediano

Aceite de oliva

Sal y pimienta

ELABORACIÓN

Dejar los judiones en agua durante 24 h.

Poner los judiones en una olla junto con las zanahorias, el apio, las cebollas, el pimiento y el pimentón. Cubrir de agua fría, hervir y desespumar. Cocer unas 3 h a fuego lento.

Aparte, dorar el rabo salpimentado. Retirar y reservar.

Rehogar en el mismo aceite la verdura cortada en trozos pequeños. Salar. Incorporar el tomate y bañar con el vino. Cocinar a fuego fuerte y dejar que reduzca a la mitad. Agregar el rabo de toro, el caldo y las hierbas aromáticas. Cocinar a fuego lento unas 4 h o hasta que la carne se desprenda del hueso con mucha facilidad. Rectificar de sal.

Sacar los judiones del caldo e incorporarlos a la cazuela del rabo de toro. Dar un hervor y servir.

TRUCO

Con el agua de la cocción de los judiones se puede hacer una estupenda sopa o utilizarla para preparar un arroz.

LENTEJAS CON OREJA Y LACÓN

INGREDIENTES

300 g de lentejas

200 g de oreja de cerdo limpia

200 g de lacón

2 hojas de laurel

2 chorizos

2 cebollas

1 pimento verde

1 pimiento rojo

1 zanahoria

1 cucharada de pimentón

1 tomate

Sal

ELABORACIÓN

Echar la oreja en agua hirviendo junto con 1 cebolla, 1 hoja de laurel y sal, y cocer durante 75 min

Aparte, cocer las lentejas desde agua fría junto con las verduras, el pimentón, el lacón, el chorizo y la otra hoja de laurel. A los 30 min retirar las carnes, porcionar y reservar. Retirar también las verduras, triturar y añadir de nuevo al guiso. Seguir cocinando hasta que la legumbre esté tierna.

Añadir de nuevo la oreja y las carnes porcionadas y seguir cociendo 2 min más. Poner a punto de sal.

TRUCO

Es importante que las legumbres se salen al final. De lo contrario, se encallarían; lo que significa que quedarían duras y perderían su hollejo.

JUDIONES CON MATANZA

INGREDIENTES

350 g de alubias blancas

150 g de cebolla

30 g de panceta

30 g de tocino

30 g de jamón

30 g de chorizo

1 pimiento verde

1 diente de ajo

1 tomate

1 puerro

Sal

ELABORACIÓN

Dejar las alubias en agua durante 12 h.

Poner todos los ingredientes en una olla y cubrir con agua fría. Cocer durante 3 h o hasta que las judías estén blandas.

Retirar las verduras, triturar e incorporar de nuevo a las judías. Cocer 5 min más y rectificar de sal.

Cuando se cocinen legumbres, agregar la sal siempre al final. Así se evita que pierdan su hollejo y que se endurezcan.

Aunque es una de las legumbres secas que menos tarda en hacerse, se pueden dejar en remojo en agua fría durante 8 h. Así se cocinarán antes.